BEI GRIN MACHT SICH IHR WISSEN BEZAHLT

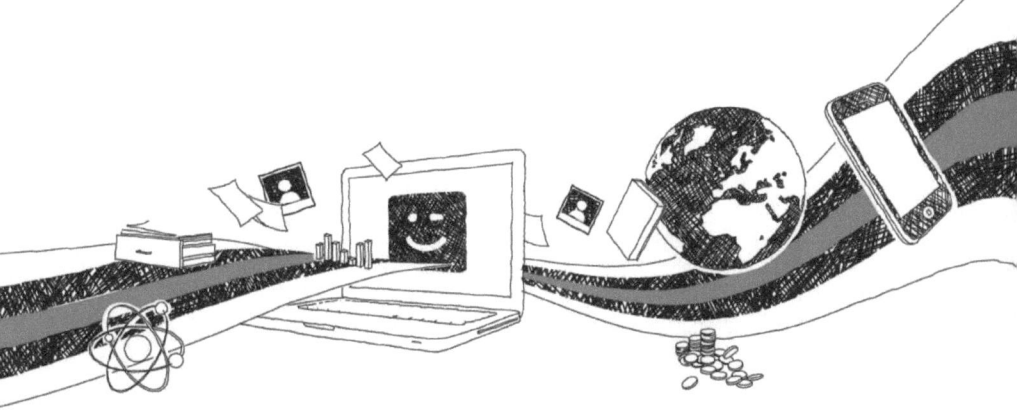

- Wir veröffentlichen Ihre Hausarbeit, Bachelor- und Masterarbeit

- Ihr eigenes eBook und Buch - weltweit in allen wichtigen Shops

- Verdienen Sie an jedem Verkauf

Jetzt bei www.GRIN.com hochladen und kostenlos publizieren

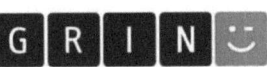

Evidenzbasierte Therapie und ihre Anwendung in der therapeutischen Praxis

Eine kurze Darstellung

Neele Schwiethal

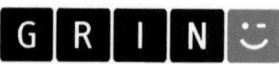

Bibliografische Information der Deutschen Nationalbibliothek:

Die Deutsche Nationalbibliothek verzeichnet diese Publikation in der Deutschen Nationalbibliografie; detaillierte bibliografische Daten sind im Internet über http://dnb.d-nb.de abrufbar.

ISBN: 9783346275585
Dieses Buch ist auch als E-Book erhältlich.

© GRIN Publishing GmbH
Nymphenburger Straße 86
80636 München

Druck und Bindung: Books on Demand GmbH, Norderstedt Germany
Gedruckt auf säurefreiem Papier aus verantwortungsvollen Quellen

Das vorliegende Werk wurde sorgfältig erarbeitet. Dennoch übernehmen Autoren und Verlag für die Richtigkeit von Angaben, Hinweisen, Links und Ratschlägen sowie eventuelle Druckfehler keine Haftung.

Das Buch bei GRIN: https://www.grin.com/document/943197

Fachbereich Gesundheit & Soziales

Physiotherapie - Angewandte Therapiewissenschaften (B. Sc.)

Studienort: Hamburg

Die Rolle der evidenz-basierten Therapie und ihre Anwendung in der täglichen therapeutischen Praxis

M10 – Wissenschaftliche Methodenkompetenzen in der Berufspraxis

Neele Schwiethal

Inhaltsverzeichnis

Zusammenfassung II

Abkürzungsverzeichnis III

Abbildungsverzeichnis IV

1   Einleitung 1

2   Theoretischer Hintergrund 2

   2.1   Begriffsklärung 2

   2.2   Problemfeld Evidenzbasierte Therapie und Bedeutung für die Physiotherapie .. 5

3   Methodik 8

4   Ergebnisse und Reflexion 11

5   Diskussion 14

6   Fazit & Ausblick 15

Literaturverzeichnis 16

Zusammenfassung

Die vorliegende Arbeit beschäftigt sich mit der Rolle der evidenzbasierten Therapie und ihrer Anwendung in der täglichen therapeutischen Praxis. Die evidenzbasierte Therapie wurde von dem Begriff der evidenzbasierten Medizin abgewandelt. Die evidenzbasierte Therapie oder auch Praxis bezieht sich im Vergleich zur evidenzbasierten Medizin auf die Arbeit in den therapeutischen Berufen. Die evidenzbasierte Praxis basiert auf drei Säulen. Diese beinhalten die externe Evidenz, die klinische Expertise und die Patient Values. Die Säulen bedingen sich gegenseitig und beeinflussen den Prozess der evidenzbasierten Praxis stark. Der Prozess der evidenzbasierten Praxis besteht aus fünf aufeinanderfolgenden Schritten: das Bilden einer Fragestellung, Literaturrecherche auf Basis der Fragestellung, Einordnung der gesichteten Literatur in die Evidenzhierarchie, Anwendung der gesichteten Informationen auf den klinischen Fall und die Evaluation des eigenen Vorgehens. In der Literatur wird deutlich, dass das evidenzbasierte Arbeiten und Praktizieren seitens des Gesetzgebers und der Krankenkassen immer mehr gefordert wird (Grafe und Spitzer, 2014). Die Umsetzung der evidenzbasierten Praxis in den Berufsalltag ist jedoch noch nicht flächendeckend erreicht. Dies liegt vor allem an Barrieren wie z.B: der geringen zur Verfügung stehenden Zeit in der Arbeit als Therapeut, der fehlenden Übertragbarkeit der Studien auf den individuellen Patienten und die nicht vorhandenen Skills in der evidenzbasierten Praxis. Der letzte Punkt lässt sich vor allem damit begründen, dass die Ausbildungs- und Prüfungsverordnung für Physiotherapeuten (PhysTh-APrV) von 1994 veraltet ist und wissenschaftliches Arbeiten in sehr geringem Maße beinhaltet. Evidenzbasierte Praxis wird im Curriculum oft gar nicht aufgeführt. Ein Großteil der vorliegenden Arbeit beschäftigt sich mit einem Fragebogen zu dem oben genannten Thema „Die Rolle der evidenz-basierten Therapie und ihre Anwendung in der täglichen therapeutischen Praxis. Für das Beantworten der Fragebögen wurden drei Teilnehmerinnen rekrutiert, die mit der evidenzbasierten Therapie bzw. Praxis vertraut sind. Es konnte eine Rücklaufquote von 100% erzielt werden. Die Ergebnisse des Fragebogens lassen sich auf die Literatur übertragen, jedoch ist die Relevanz des Fragebogens durch die klein gehaltene Personenstichprobe als gering einzuschätzen. Um die Integration von evidenzbasierter Praxis in die tägliche therapeutische Praxis zu gewährleisten müssen insgesamt sehr viele, wichtige vor allem berufspolitische Punkte in dem Bereich der Physiotherapie überarbeitet werden.

Schlagwörter: EBM, EBP, EBT, Berufsalltag, Physiotherapie, externe Evidenz, klinische Expertise, Patient Values, Evidenzhierarchie, PhysTh-APrV, Fragebogen

Abkürzungsverzeichnis

EBM   Evidenzbasierte Medizin

EBP   Evidenzbasierte Praxis

EBT   Evidenzbasierte Therapie

ICF   bio-psycho-soziale Klassifikation der Funktionsfähigkeit, Behinderung und Gesundheit

OP   Operation

PhysTh-APrV Ausbildungs- und Prüfungsverordnung für Physiotherapeuten

PICO   Bestimmtes Schema einer Fragestellung, beruht auf dem Problem oder dem Patienten, der geplanten Intervention, der Vergleichsintervention und dem Outcome des Prozesses

RCT   Randomized Controlled Trial, randomisierte kontrollierte Prüfungen

SGB V   Sozialgesetzbuch V

SMART   spezifisch, messbar, akzeptiert, realistisch, terminiert

TEP   Totalendoprothese

VKB   Vorderes Kreuzband

WHO   World Health Organization, Weltgesundheitsorganisation

Abbildungsverzeichnis

Abbildung 1: Evidenzhierarchie von der EUPATI   S.4

1 Einleitung

Seit geraumer Zeit wird die Anwendung evidenzbasierter Therapie und Praxis (EBT und EBP) in Deutschland seitens des Gesetzgebers, der Krankenkassen und auch seitens der Therapeuten immer mehr gefordert (Grafe und Spitzer, 2014). Dieser Umstand zeigt, dass die Nutzung von evidenzbasierter Therapie flächendeckend im ganzen Bundesland noch nicht geschieht. Hierbei stellt sich die Frage, was die Gründe für die bisher geringe Nutzung dieser Methodik sind. Ein Grund könnte die fehlende Verankerung des Themas der evidenzbasierten Praxis in der veralteten Ausbildungs- und Prüfungsverordnung für Physiotherapeuten (PhysTh-APrV) sein. Die, aus dem Jahre 1994 stammende, Verordnung beinhaltet aus wissenschaftlicher Sicht in der Anlage 1 zu §1 Absatz 1 lediglich den Punkt Einführung in wissenschaftliches Arbeiten und Dokumentation. Inwieweit hier die Einführung in die EBT bzw. EBP geschieht, ist in den einzelnen Bundesländern und Schulen unterschiedlich. Therapeuten, die nach der staatlichen Prüfung und mit dem Erhalt der Arbeitsurkunde zunächst an keinen wissenschaftlich begründeten und hinterlegten Fortbildungen teilnehmen, gelingt die Hinführung zu der evidenzbasierten Therapie nur geringfügig bzw. gar nicht. Nicht abzustreiten ist jedoch das mögliche in Kontakttreten mit der Thematik durch das Kommunizieren mit Kollegen sowie durch das Lesen von wissenschaftlich hinterlegter Literatur oder einer Fachzeitschrift. Möglichkeiten zum selbstständigen Erlernen der evidenzbasierten Therapie sind demnach also definitiv gegeben. Warum also arbeitet derzeit noch nicht jeder Therapeut nach dieser Methodik? Neben der fehlenden Verankerung in der Grundausbildung könnte ein weiterer Grund der knapp bemessene Zeitrahmen innerhalb der physiotherapeutischen Arbeit und die nicht zufriedenstellenden Arbeitsumstände im Therapeutenalltag, wie z.B. die geringe Entlohnung bei jedoch sehr komplexen Arbeitsanforderungen sein. Die vorliegende Arbeit verfolgt deshalb unter anderem das Ziel, die folgende Fragestellung zu beantworten: Inwieweit wird die evidenzbasiere Praxis von in Deutschland arbeitenden Physiotherapeuten in der Therapie genutzt? Die Hypothese, dass evidenzbasierte Therapie in Deutschland im groben Sinne durch das Anwenden von Leitlinien genutzt wird, wird ebenfalls untersucht und bei Bedarf revidiert. Dafür wird zunächst der theoretische Hintergrund der evidenzbasierten Therapie beleuchtet, um den Einstieg in das Thema für den Leser zu erleichtern und einen schnellen Überblick zu ermöglichen. Im Anschluss daran wird das Problemfeld der Thematik genauer ergründet und mit passender Literatur hinterlegt. Um den speziellen Bezug zur Physiotherapie zu erlangen, wird die Bedeutung von evidenzbasierter Therapie für die Physiotherapie ebenfalls im zweiten Kapitel der Arbeit herausgestellt. Einen großen Teil der Arbeit nimmt die Beschreibung und Auswertung eines Fragebogens zum Thema EBT ein, der im Rahmen des Moduls 10 des Studiengangs Angewandte Therapiewissenschaften der Hochschule Fresenius in Hamburg von Therapeuten, die mit EBT vertraut sind, ausgefüllt wurde. Im Schlussteil werden das Vorgehen und die Ergebnisse diskutiert und reflektiert, bevor ein abschließendes Fazit bezüglich der Fragestellung und Hypothese gezogen wird.

2 Theoretischer Hintergrund

Um einen Überblick über die wichtigsten Begriffe der Thematik in dieser Arbeit zu erlangen, wird im Folgenden die Herkunft und die Bedeutung der Begriffe Evidenzbasierte Medizin (EBM), EBT und EBP erläutert. Zum weiteren Verständnis werden die einzelnen Schritte der EBT bzw. EBP sowie die wichtigen Dimensionen der EBT bzw. EBP erläutert. In dem Kapitel 2.2 wird die vorliegende Thematik wissenschaftlich genauer beleuchtet und die Bedeutung für die Physiotherapie herausgestellt.

2.1 Begriffsklärung

Nach dem Duden bedeutet evidenzbasiert „auf der Basis empirisch zusammengetragener und bewerteter wissenschaftlicher Erkenntnisse erfolgend". Dies bezieht sich im medizinischen Gebrauch auf diagnostische und therapeutische Maßnahmen.

Definition Evidenzbasierte Medizin

Der Vorreiter der evidenzbasierten Therapie und Praxis wird von Sackett et al. (1997) auf der Internetpräsenz der Cochrane Stiftung wie folgt beschrieben: „EbM ist der gewissenhafte, ausdrückliche und vernünftige Gebrauch der gegenwärtig besten, externen wissenschaftlichen Evidenz für Entscheidungen in der medizinischen Versorgung individueller Patienten. Die Praxis der EbM bedeutet die Integration individueller klinischer Expertise mit der bestverfügbaren externen Evidenz aus systematischer Forschung."

Definition Evidenzbasierte Therapie/Praxis

Die Definition der EBM von Sackett et al. (1997) lässt sich auf die, im therapeutischen Gebrauch genutzte, evidenzbasierte Therapie und Praxis übertragen. Evidenzbasierte Praxis wird hierbei deutlich öfter im Sprachgebrauch verwendet. EBP beruht genau wie die EBM auf drei Säulen. Diese wurden von Egmond und Schuitemaker (2011) näher beschrieben:

1. Externe Evidenz oder externe Validität: inwieweit ist die angewandte diagnostische oder therapeutische Maßnahme wissenschaftlich literarisch begründet?

2. Klinische Expertise des Therapeuten: das Wissen und die Erfahrung des Therapeuten wird genutzt, um die gewählten Interventionen, für die noch keine wissenschaftliche Begründung vorhanden ist, gegenüber dem überweisenden Arzt und dem Patienten zu begründen. Die klinische Expertise wird in der Literatur oft auch als interne Evidenz bezeichnet. Egmond und Schuitemaker (2011) beschreiben die Entwicklung der klinischen Expertise durch folgende wichtige Aspekte: die Teilnahme an Fort- und Weiterbildungen, Selbstreflexion des eigenen Handelns, klinische Erfahrung, das Erkennen von eigenen Stärken und Schwächen und die Beachtung der ethischen Grundsätze.

3. Anerkennung der „Expertise" des Patienten selbst: dieser Punkt lässt sich mit dem häufiger verwendeten Begriff Patient Values oder Patientenpräferenzen vergleichen. Der Patient wird während des Gespräches mit eingebunden und erlangt dadurch eine Art eigene Expertise. Dadurch übernimmt der Patient die Mitverantwortung für das Vorgehen. Der Therapeut soll die Einstellung, das Vorwissen und die verfügbaren Ressourcen des Patienten erkennen und diese im Rahmen der Behandlung berücksichtigen.

Im Folgenden werden die Schritte der EBP in Anlehnung an Sackett et al. (1999) zitiert durch Grafe und Spitzer (2014) dargestellt. Um als Basis für das weitere Vorgehen einen prägnanten Überblick über das Gesundheitsproblem des Patienten zu erlangen, sollen die Ergebnisse aus der Anamnese und Befundaufnahme zunächst in das bio-psycho-soziale Modell der Internationalen Klassifikation der Funktionsfähigkeit, Behinderung und Gesundheit (ICF) eingegliedert werden. Das Modell wurde im Jahre 2001 von der Weltgesundheitsorganisation (WHO) anerkannt und soll der einheitlichen Sprache im Gesundheitssystem dienen und einen aussagekräftigen Überblick über das Gesundheitsproblem des individuellen Patienten ermöglichen. Die Ergebnisse werden in die Struktur- und Funktionsebene, Aktivitätsebene und in die Partizipationsebene eingegliedert. Zudem werden personenbezogene und umweltorientierte Kontextfaktoren mit ihren Förder- und Barrierefaktoren berücksichtigt, um die ganzheitliche Sicht auf den Klienten zu berücksichtigen und zu gewährleisten. Der erste Schritt im Prozess der EBP beruht unter anderem auf der vorherigen Eingliederung in das ICF-Modell. Im ersten Schritt soll anhand der Ergebnisse eine klinisch relevante Frage erstellt werden. Diese wird oft mit Hilfe des PICO-Designs formuliert. Bei der Frage wird auf den Patienten und das vorliegende Gesundheitsproblem eingegangen. Es wird

Bezug auf die geplante Intervention genommen. Diese wird innerhalb der Fragestellung möglichst genau beschrieben um mit anderen Interventionen verglichen zu werden. Am Ende der Fragestellung steht das Outcome: was ist das Ziel der Intervention und wie kann dieses gemessen werden? Im zweiten Schritt findet die Literaturrecherche statt. Hierbei hilft die Fragestellung, da die vorhandenen Such- und Schlagwörter eine schnellere und präzisere Suche ermöglichen. Zudem sind verschiedene Suchstrategien vorhanden, die die Literaturrecherche eingrenzen können. Für medizinische Themen empfehlen sich die Datenbanken PubMed und Pre-Medline. Im dritten Schritt wird die gesichtete Literatur kritisch bewertet und in eine 6-stufige Evidenzhierarchie eingeordnet.

Nachweisstufen

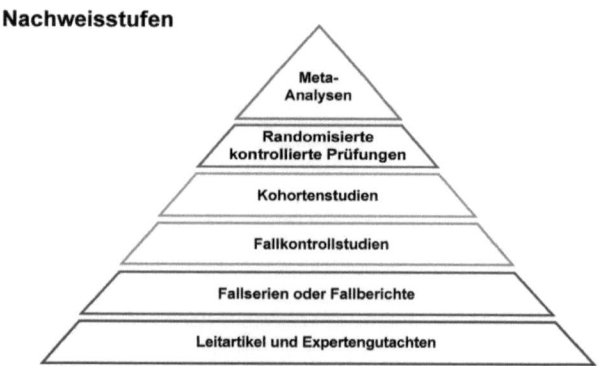

Abbildung 1. Evidenzhierarchie von der European Patients Academy on Therapeutic Innovation. (Fehleranfälligkeit steigt von oben nach unten an).

Die höchste Stufe der Evidenzhierarchie nehmen die Meta-Analysen ein. Meta-Analysen fassen die Ergebnisse von Primärstudien zusammen und werden als Sekundärstudien bezeichnet. Die Zusammenfassung erfolgt quantitativ. Randomisierte kontrollierte Prüfungen oder auch Randomized Controlled Trials (RCT) werden in der Evidenzhierarchie auf der zweiten Stufe eingestuft. Sie entsprechen dem Goldstandard für Studien. Der Goldstandard beschreibt das jeweils beste Verfahren im Vergleich zu anderen vorhandenen Verfahren. Es gibt verschiedene Goldstandards für unterschiedliche Kategorien. Die Kohortenstudie ist auf der dritten Stufe in der Hierarchie eingeordnet. Es gibt zwei Arten von Kohortenstudien - die prospektive

Kohortenstudie, die in der Gegenwart beginnt und in der Zukunft endet und die retrospektive Kohortenstudie, die innerhalb der Studie auf bereits Geschehenes zurückblickt. Fallkontrollstudien, die noch fehleranfälliger als Kohortenstudien sind, werden hauptsächlich retrospektiv durchgeführt. Fallberichte und Expertengutachten sind durch ihre Subjektivität am fehleranfälligsten in der Evidenzhierarchie eingeordnet. Nach der Bewertung und Einordnung der Literatur in die Evidenzhierarchie erfolgt die Integration der gesichteten Informationen in den klinischen Fall und die Anwendung der brauchbaren Informationen. Der letzte Schritt nach Sackett et al. (1999) zitiert durch Grafe und Spitzer (2014) ist die Evaluation des eigenen Handelns bezogen auf die Effizienz und Effektivität der vorangegangenen Schritte. Wenn die Schritte der EBP adäquat durchgeführt wurden, bringt das Vorgehen durchaus Vorteile mit sich. Für den Klienten bedeutet die Idee der EBP nach Herbert et al. (2005), übersetzt und zitiert durch Ehrenbrusthoff (2012), dass ihm „die derzeit sicherste und effektivste physiotherapeutische Behandlung zuteil wird." Die Bedeutung und die Vorteile für die Physiotherapie an sich werden im nächsten Abschnitt beleuchtet.

2.2 Problemfeld Evidenzbasierte Therapie und Bedeutung für die Physiotherapie

Wie lässt sich zunächst der aktuelle Forschungsstand in der Thematik EBP beschreiben? Was sind die wissenschaftlichen Hintergründe und was für eine Bedeutung hat die EBP letztendlich für die Physiotherapie? Grafe und Spitzer (2014) bestätigen, dass die Forderung nach der wissenschaftlich fundierten Arbeit im therapeutischen Bereich vor allem seitens des Gesetzgebers in Deutschland immer lauter wird. Grafe und Spitzer (2014) weisen auf das Sozialgesetzbuch V (SGB V 20, §12 Abs.1) hin, in dem verankert steht, dass „für die Heilmittelerbringer das Wirtschaftlichkeitsgebot gilt" – die Leistungen sollen „ausreichend, zweckmäßig und wirtschaftlich sein". Ein weiterer interessanter Auszug aus dem SGB V ist der §135, in dem der Leistungserbringer zur Qualitätssicherung verpflichtet wird: „Die Leistungen müssen dem jeweiligen Stand der wissenschaftlichen Erkenntnisse entsprechen und in der fachlich gebotenen Qualität erbracht werden". Doch woran liegt es, dass die Idee der EBP und das stetige Arbeiten nach wissenschaftlich begründeten Interventionen flächendeckend in Deutschland noch nicht umgesetzt wird, obwohl z.B. die Verpflichtung zur Qualitätssicherung schon seit dem Jahre 2004 besteht? Die Wissenschaft in den Therapieberufen, gerade in Deutschland, steckt bislang noch in den Kinderschuhen. Dieser Umstand lässt sich wohl vor allem auf die flächendeckend fehlende Akademisierung der Therapeuten in Deutschland zurückführen. Anders als in anderen Ländern wie z.B. den Niederlanden und Großbritannien hat die Akademisierung in Deutschland bedauerlicherweise noch keinen großen Stellenwert erreicht. Schlussfolgernd fehlt der Nachwuchs, der an der wissenschaftlichen Forschung beteiligt sein kann. Die fehlende Motivation zur Akademisierung der Therapeuten in Deutschland mag daran liegen, dass die Rahmenbedingungen nach der Erreichung des Bildungsgrades Bachelor of Science meist nicht besser und vorteilhafter gestaltet werden. Steigende Löhne und auch die Erweiterung der Autonomie der Physiotherapeuten durch eine Akademisierung bleiben in Deutschland größtenteils aus. In der Ausbildung zum staatlich anerkannten Physiotherapeuten ist durch die PhysTh-APrV die Einführung in das wissenschaftliche Arbeiten zwar im Ansatz vorgegeben, jedoch wird der Umfang des Themas je nach Bundesland und Ausbildungstätte verschieden behandelt. Was als positiv zu bewerten ist, ist jedoch die vermehrte wissenschaftliche Hinterlegung im Rahmen von Fort- und Weiterbildungen. Auch das Erstellen von kleineren, unaufwendigeren Studien zu verschiedenen physiotherapeutischen Themen und das anschließende Veröffentlichen dieser in Fachzeitschriften, wie z.B. in der Fachzeitschrift „pt_Zeitschrift für Physiotherapeuten" oder in dem „physio-Journal" lässt sich als eine positive Tendenz beschreiben. Doch auch wenn das Arbeiten mit EBP im Rahmen des Studiums oder der Ausbildung gelehrt wurde, inwieweit wird EBP im Berufsalltag eingesetzt? Häufig wird innerhalb der physiotherapeutischen Arbeit auf bereits vorhandene Leitlinien Bezug genommen und anhand derer gehandelt. Gerade für Physiotherapeuten mit geringer Berufserfahrung ergibt diese Herangehensweise zunächst Sinn. Per Definitionem nach dem Duden sind Leitlinien oder Leitfäden eine „kurzgefasste Darstellung zur Einführung in ein Wissensgebiet". Synonyme für das Wort Leitlinie sind unter anderem Ratgeber, Richtschnur und Idee. Nach Egmond und Schuitemaker (2011) beschreibt eine Leitlinie das optimale Vorgehen bei einer bestimmten Patientengruppe. Zudem sind Leitlinien weitesgehend evidenzbasiert, wie z.B. die Leitlinie „Reha-Therapiestandards Hüft- und Knie-TEP" der deutschen Rentenversicherung. Sie beinhaltet so genannte evidenzbasierte Therapiemodule. Die Leitlinien der deutschen Rentenversicherung sollen der Reha-Qualitätssicherung dienen und zudem dazu beitragen, „das therapeutische Versorgungsgeschehen transparent zu machen, Defizite aufzudecken und eine den Anforderungen entsprechende, evidenzbasierte Versorgung mit therapeutischen Leistungen in der Rehabilitation zu fördern" (Deutsche Rentenversicherung, 2016). Egmond und Schuitemaker (2011) erklären die Bildung von Gruppen mit Patienten, die die gleichen Eigenschaften teilen, um Leitlinien zu entwerfen. Für die Bildung von Gruppen sind sogenannte Patientenprofile erforderlich. Diese werden durch das Alter, das Geschlecht, die Dauer der Beschwerden und die Einschätzung, ob der Verlauf normal oder abweichend ist, eingestuft. Die Patientenprofile vereinfachen die Umschaltung von allgemeingültigen externen

Evidenzen auf den individuellen klinischen Fall. Vor allem bei Therapeuten mit bislang wenig Berufserfahrung erhöht sich durch die Anwendung von Leitlinien die externe Validität, d.h. die Behandlungen werden mehr und mehr generalisiert und erfolgen nach wissenschaftlichen Erkenntnissen. Erfahrene Therapeuten jedoch intervenieren bevorzugt auf der Basis ihrer eigenen, ausgeprägteren Expertise und der Erfahrung mit den Patient Values durch eine große Anzahl stattgefundener Anamnesen und Behandlungen (vgl. Egmond und Schuitemaker, 2011, S. 151). Um die Qualität der Leitlinien in der Medizin zu fördern, wurde von den wichtigsten Akteuren im Gesundheitswesen (Bundesärztekammer, Kassenärztliche Bundesvereinigung, Deutsche Krankenhausgesellschaft, Spitzenverbände der Krankenkassen, Arbeitsgemeinschaft der Wissenschaftlichen Medizinischen Fachgesellschaften) ein Programm entwickelt. Das Deutsche Instrument zur methodischen Leitlinien-Bewertung (DELBI), welches in den Jahren 2003-2005 entwickelt wurde, soll bei der Leitlinien-Entwicklung, der Bewertung von Leitlinien vor der eigenen Benutzung, der Fortbildung und Bewertung von Fertigkeiten des ärztlichen und anderen medizinischen Personals und bei der Auswahl von passenden Leitlinien helfen (Ärztliches Zentrum für Qualität in der Medizin, 2016). Ziel dieser Arbeit ist es also, zu überprüfen, inwieweit EBP im Berufsalltag eingesetzt wird. Worin liegen die Probleme des Einsatzes von EBP im Berufsalltag? Die wohlmöglich größte Hürde bei der Nutzung ist die geringe durchschnittliche Behandlungszeit von 20-30 Minuten pro Patient. Eine Studie von Metcalfe, Lewin, Wisher, Perry, Bannigan & Klaber Moffett (2001) bestätigt dies. Der Zeitfaktor ist neben der fehlenden technischen Ausstattung und der Isolierung von Kollegen institutionell gesehen einer der wichtigsten Faktoren für die geringe Nutzung von EBP im Berufsalltag bei Therapeuten. Zudem sei die schlechte Kooperation mit den Ärzten ein Problem, da diese die Veränderungen im Behandlungsablauf schwer akzeptieren. Ein Großteil der Teilnehmer an der Studie berichtete jedoch auch von mangelndem statistischem und literarischem Verständnis, was wohl darauf zurückzuführen ist, dass zu dem Zeitpunkt der Studie die Akademisierung noch nicht ausreichend vorangeschritten ist. Eine weitere jüngere Studie von O'Connor und Pettigrew (2009) bestätigt, dass der Zeitmangel die größte Barriere ist. Den Therapeuten fehlt die Zeit zum Lesen der wissenschaftlichen Artikel und die Umsetzung des Gelernten in die Praxis. Gerade die Kommunikation mit dem Patienten bezüglich der veränderten Herangehensweise beansprucht Zeit. Auch bei der Studie von O'Connor und Pettigrew (2009) werden die fehlenden Fähigkeiten zum wissenschaftlichen Arbeiten der Therapeuten als Barriere genannt. Im Rahmen des berufsbegleitenden Studiengangs Angewandte Therapiewissenschaften in der Physiotherapie an der Hochschule Fresenius in Hamburg wurde eine Befragung von drei Therapeuten, die mit der Thematik EBP bzw. EBT vertraut sind, durchgeführt. Die EBP hat eine große Relevanz für die Therapiewissenschaften - auf ihr basieren sämtliche durchgeführte Studien. Gerade durch den wichtigen Teil der Reflektion im Prozess der EBP findet ein erheblicher Wissensgewinn statt. Der Fragebogen, der sich mit der Rolle der evidenzbasierten Therapie und ihrer Anwendung in der täglichen therapeutischen Praxis beschäftigt, soll die Eingangsfrage beantworten, inwieweit die EBP oder EBT im Berufsalltag eingesetzt wird. Im folgenden Kapitel 3 wird die Methodik bezüglich der Befragung ausführlich dargestellt.

3 Methodik

Die Evaluation zu dem Thema „Die Rolle der evidenzbasierten Therapie und ihre Anwendung in der täglichen therapeutischen Praxis" wurde durch eine quantitative Datenerhebung mit Hilfe eines bereits bestehenden Fragebogens durchgeführt. Dieses Messinstrument wurde mit freundlicher Genehmigung von der Hochschule Fresenius in Hamburg zur Verfügung gestellt. Der Fragebogen wurde ursprünglich von dem Universitätsspital in Basel erstellt und unterliegt dessen Copyright. Im Folgenden wird das Messinstrument – der Fragebogen – genauer beschrieben. Der Fragebogen besteht aus einem Deckblatt und fünf weiteren Seiten mit den Fragen. Ingesamt umfasst der Fragebogen 28 Fragen und eine Eingangsfrage auf dem Deckblatt. Das Deckblatt dient als Informationsbogen für die Teilnehmer an der Befragung. Zunächst klärt der Informationsbogen über das Projekt auf und erläutert das Thema „Die Rolle der evidenzbasierten Therapie und ihre Anwendung in der täglichen therapeutischen Praxis". Er soll die Bedeutung von EBT, die Einstellung der Teilnehmer zu EBT und die Anwendung und Umsetzung von EBT im Berufsalltag erfragen. Zudem werden die Teilnehmer zu dem Einsatz von Leitlinien in der therapeutischen Praxis gefragt. Der Informationsbogen weist darauf hin, dass das Ausfüllen des Fragebogens auf freiwilliger Basis erfolgt und klärt den Leser auf, dass die Datenauswertung anonym erfolgt und eine namentliche Nennung in keinster Weise erfolgt. Dies betrifft auch den Fall, der etwaigen wissenschaftlichen Veröffentlichung wie bei dieser vorliegenden Arbeit. Die Daten werden stets anonymisiert dargestellt. Der Fragebogen informiert die Teilnehmer darüber, dass das Ausfüllen des Fragebogens circa 10 Minuten Zeit in Anspruch nimmt. Dadurch weiß der Teilnehmer, wie viel Zeit berücksichtigt werden muss und die Motivation, den Fragebogen gewissenhaft und vollständig auszufüllen steigt. Um den Einstieg in die Thematik zu erleichtern, wird das Konzept der EBT bzw. EBP erläutert: „Das Konzept der evidenz-basierten Therapie/evidenz-basierten Praxis (EBT; EBP) lehnt sich an das systematische Konzept der evidenz-basierten Medizin an. Hier sollen berufspraktische Erfahrungen mit wissenschaftlich fundierten Erkenntnissen verknüpft werden, um so eine bestmögliche Behandlung des Patienten zu gewährleisten. Evidenz-basierte Praxis bedeutet im Allgemeinen, dass die in der Wissenschaft und/oder Praxis gesammelten Erkenntnisse (Evidenzen) als Basis für die Behandlung des Patienten dienen". Der Informationsbogen endet mit einer ersten Einstiegsfrage. Diese fragt, ob dem Teilnehmer das Konzept der evidenz-basierten Therapie/evidenzbasierten Praxis bekannt ist. Sofern der Teilnehmer die Frage mit „ja" beantworten kann, ist er für die weitere Befragung zugelassen. Im Folgenden wird der Teilnehmer geduzt. Mit dem ersten Abschnitt des Fragebogens, welcher die Fragen 1-10 beinhaltet, soll erfasst werden, inwieweit der Teilnehmer meint, evidenzbasiert zu arbeiten, welchen Nutzen er in der EBT sieht und wo die Grenzen der EBT liegen. Die Fragen sind geschlossen gestellt. Dem Teilnehmer sind folgende vier Antwortmöglichkeiten vorgegeben: stimme nicht zu, stimme eher nicht zu, stimme eher zu und stimme zu. Bei den folgenden Fragen 11a und 12a wird die durchschnittliche Häufigkeit pro Monat für das Lesen von Fachartikeln oder wissenschaftlichen Publikationen verschiedener Evidenzsstufen bezogen auf die praktische Arbeit (Frage 11a) sowie die durchschnittliche Häufigkeit pro Monat für das Nutzen von Medline, PubMed oder anderen Datenbanken zur Suche von praxisrelevanten Fachartikeln (Frage 12a). Hierbei soll der Teilnehmer jeweils zwischen den Antwortmöglichkeiten 0, 1 oder 2 bzw. mehr als 2 wählen. Die Frage 11b fragt den Teilnehmer nach den Gründen für das wenige Lesen von Fachartikeln oder wissenschaftlicher Publikationen. Hierbei sind fünf Gründe aufgelistet mit jeweils vier Antwortmöglichkeiten, die denen des ersten Fragenabschnitts entsprechen: stimme nicht zu, stimme eher nicht zu, stimme eher zu und stimme zu. Zudem werden eigene Antwortmöglichkeiten ermöglicht. Frage 12b hat den gleichen Aufbau wie die Frage 11b und fragt nach den Gründen für die seltene Nutzung von Datenbanken zur Suche von Fachartikeln. Der Abschnitt mit den Fragen 13 und 14 beschäftigt sich mit dem persönlichen Gebrauch und dem Verständnis von Leitlinien für die Praxis. In dem Fragebogen werden die Leitlinien von dem Universitätsspital Basel wie folgt definiert: „Leitlinien liefern eine standardisierte genaue Beschreibung für die Behandlung von Patienten mit spezifischen Erkrankungen/Verletzungen und werden durch einen formalen Meinungsbildungsprozess entwickelt. Diese verbinden die beste wissenschaftliche Evidenz der Effektivität mit der verfügbaren Expertenmeinung". Die Fragen 13 und 14 fragen nach dem Bekanntheitsgrad von Leitlinien und der Berücksichtigung von Leitlinien in der praktischen Arbeit des Teilnehmers. Die Fragen sind geschlossen gestellt und mit ja oder nein zu beantworten. Der vorletzte Abschnitt des Fragebogens, der die Fragen 15-25 umfasst, fragt nach den zur Verfügung stehenden Mitteln, um Literaturrecherche zu betreiben und nach den persönlichen Skills des Teilnehmers in Bezug auf die Nutzung der Mittel. Sechs Fragen (15-18, 20 und 23) sind nur teilweise geschlossen gestellt und mit ja oder nein zu beantworten. Bei den Fragen 17, 18 und 20, in denen es um die Schulung von EBT in der Ausbildung oder Weiterbildung geht, werden bei einer vorherigen positiven Anwort weitere Antworten als Möglichkeit zum ankreuzen gegeben sowie die Möglichkeit für eine weitere eigene Antwort. Somit ergibt sich im zweiten Teil der Fragen eine halboffene Fragestellung. Die Fragen 19, 21 und 23 sind geschlossen gestellt und geben feste Antwortmöglichkeiten vor. Der letzte Abschnitt des Fragebogens fragt nach dem Geschlecht, dem Alter, dem Zeitpunkt des Abschlusses der Berufsausbildung und der Profession des Teilnehmers.

Die quantitative Datenerhebung mit dem Fragebogen startete am 24.07.2018. Zuvor wurde der Fragebogen bereits im April 2018 auf der Internetplattform „Ilias" der Hochschule Fresenius hochgeladen und zur Nutzung freigegeben. Die Übermittlung der Fragebögen an die Teilnehmer erfolgte auf dem persönlichen Weg, also weder postalisch noch computervermittelt. Die Befragung wurde in einem ambulanten Reha-Zentrum in Hamburg durchgeführt. In dem Reha-Zentrum arbeiten 25 Therapeuten in den Bereichen Physiotherapie, physikalische Therapie und Sport sowie sieben Rezeptionskräfte. Es werden hauptsächlich Patienten mit einer orthopädischen Diagnose behandelt, jedoch werden auch Patienten mit einer neurologischen Diagnose angenommen und behandelt. Die Mehrheit des Patientenstammes gehört aber dem orthopädischen Bereich an. Die am häufigsten behandelten Diagnosen sind Wirbelsäulensyndrome, Coxarthose, Gonarthose, Z.n. TEP-OP und VKB Ruptur. Die persönliche Übermittlung des Fragebogens erfolgte unter dem Vier-Augen-Prinzip. Vorher wurde die Personenstichprobe festgelegt. Die wichtigsten Auswahlkriterien für die Personenstichprobe waren, dass den Teilnehmern die Idee der evidenzbasierten Therapie bzw. Praxis bekannt ist und, dass sie eine abgeschlossene Berufsausbildung vorweisen können. Es wurden letztendlich genau diese Personen für die Befragung ausgewählt, weil alle drei Personen sehr gewissenhaft mit Aufgaben umgehen und so die Rücklaufquote ohne Rücklaufcharakteristika wie z.B. Erinnerungsanrufe oder ähnliches erwartungsgemäß erfolgreich sein sollte. Das Interesse und die Bereitschaft der Personen bei der Übermittlung des Fragebogens bestätigten die Vermutung. Zudem unterscheidet sich die Berufserfahrung der drei befragten Personen von einem Jahr Berufserfahrung zu drei und sechs Jahren Berufserfahrung, was für die Auswertung der Ergebnisse interessant ist. Es konnten nur weibliche Physiotherapeuten in dem Reha-Zentrum ausgewählt werden, weil nur diese im Vergleich zu den männlichen Therapeuten ausreichend über die evidenzbasierte Therapie bzw. Praxis aufgeklärt sind. Um die praktische Arbeit innerhalb eines Reha-Zentrums zu beobachten und zu vergleichen, wurde die Befragung nur in diesem Reha-Zentrum durchgeführt. Die Teilnehmer wurden bei der persönlichen Übermittlung der Fragebögen angewiesen, das

Beantworten der Fragebögen innerhalb von einer Woche durchzuführen und sie danach wieder persönlich abzugeben.

4 Ergebnisse und Reflexion

Im Folgenden werden die Ergebnisse zusammengefasst schriftlich dargestellt und ausgewertet. Danach erfolgt eine eingehende Reflexion über den stattgefundenen Prozess der Befragung. In dem ersten Abschnitt des Fragebogens wurden von allen drei Teilnehmerinnen hauptsächlich positive Antworten gegeben, was die Arbeit mit der EBT und den zusammenhängenden Nutzen betrifft. Als Grenzen wurden unter anderem der unverhältnismäßige Aufwand, die oft nicht vorhandene Übertragbarkeit auf die Alltagssituation und die fehlende Berücksichtigung der Vorlieben der Patienten angegeben. Die Teilnehmerinnen gaben an, ein oder mehr Fachartikel im Monat zu lesen, wobei zwei Teilnehmerinnen angaben, vor allem wegen der fehlenden Zeit nicht mehr Fachartikel zu lesen. Nur einmal wurden keine Gründe für das geringe Lesen von Fachartikeln angegeben, weil der eigenen Meinung nach genügend Fachartikel im Monat gelesen werden. Datenbanken zur Suche von Fachartikeln werden nur von einer Teilnehmerin gar nicht genutzt. Die anderen Teilnehmerinnen gaben an mehr als einmal im Monat die Datenbanken Medline oder Pubmed zu nutzen. Für das geringe Nutzungsverhalten wurden auch hier vor allem der Zeitfaktor angegeben sowie der fehlende Zugang. Der Bekanntheitsgrad von Leitlinien ist bei allen drei Teilnehmerinnen gegeben. Ebenfalls werden diese in der praktischen Arbeit genutzt. Die Teilnehmerinnen gaben an, innerhalb der Arbeitsstelle Zugang zu Datenbanken und Internet zu haben und größtenteils Unterstützung der Nutzung der EBT in der Praxis zu spüren. Alle Teilnehmerinnen wurden in den Grundlagen der EBT im Rahmen der Grundausbildung, einer internen Weiterbildung und dem berufsbegleitendem Studium geschult. Dabei wurden Suchstrategien zum Finden der relevanten Literatur und das Bewerten von Fachartikeln und wissenschaftlichen Publikationen geschult. Die Teilnehmerinnen der Studien fühlen sich nach eigenen Angaben in diesen Skills sicher. Als weitere Informationsquelle für die Entscheidung einer Behandlungsmethode wurden folgende Antworten angegeben: Arbeitskollegen, Absprache mit Experten, Lehrbücher, Leitlinien und wissenschaftliche Artikel. Das Verwenden von Fallstudien wurde von keiner Teilnehmerin angegeben. Das Besuchen von weiteren Schulungen im Suchen und Bewerten von Fachartikeln und wissenschaftlichen Publikationen ist bei den Teilnehmerinnen zum Zeitpunkt der Befragung nicht geplant. Als den gravierendsten Grund, der den EBT-Einsatz in der praktischen Arbeit behindert, wurde der Zeitfaktor angegeben. Der von der Gewichtung her am zweithäufigsten gewählte Grund ist die fehlende Übertragbarkeit der Ergebnisse der Fachliteratur auf die eigene

Patientenpopulation. Als weitere Gründe wurden die mangelnde Erfahrung in der kritischen Beurteilung der Literatur und die fehlende klinische Relevanz der Ergebnisse angegeben. Die Teilnehmerinnen der Studie sind alle zwischen 20-30 Jahren alt und gehören der Profession Physiotherapie an. Sie haben vor einem Jahr, vor drei und vor sechs Jahren die Berufsausbildung abgeschlossen.

Um sich mit dem Prozess und dem Ablauf der Befragung kritisch auseinanderzusetzen, wird im Folgenden eine ausführliche Reflexion durchgeführt. Im ersten Teil der Reflexion wird die Situation zusammenfassend beschrieben: im Rahmen des berufsbegleitenden Studiums der Angewandten Therapiewissenschaften in der Physiotherapie an der Hochschule Fresenius in Hamburg wurde die Studienaufgabe erteilt, eine Forschungsskizze mit drei ausgefüllten Fragebögen zu erstellen. Zunächst wurde durch Begriffsklärung, der Aufarbeitung des aktuellen Problemfeldes und durch die Darstellung der Bedeutung für die Physiotherapie an die Thematik EBT herangeführt. Hierbei konnte festgestellt werden, dass die evidenzbasierte Therapie bzw. Praxis noch nicht flächendeckend in den Berufsalltag der Physiotherapeuten eingegliedert wird. Der, von dem Universitätsspital Basel erstellte und für die Studienaufgabe von der Hochschule Fresenius zur Verfügung gestellte, Fragebogen sollte an die Thematik „Die Rolle der evidenzbasierten Therapie und ihre Anwendung in der täglichen therapeutischen Praxis" anknüpfen. Der Fragebogen besteht aus insgesamt 28 Fragen und enthält ein Deckblatt, welches als Informationsbogen dient und die wichtigsten kurzgefassten Informationen zu der Umfrage sowie Informationen zur evidenzbasierten Therapie bzw. Praxis enthält. Der Fragebogen wurde an drei Therapeuten, die mit der Thematik EBT vertraut sind, persönlich ausgehändigt. Im Vorwege wurde eine Personenstichprobe festgelegt. Die Kriterien für die Personenstichprobe umfassten bei dieser Studie die vorhandenen EBT-Kenntnisse, die Berufserfahrung, die - vorher eingeschätze - Zuverlässigkeit der Teilnehmer und das Arbeiten innerhalb eines Betriebs. Im Endeffekt konnten so drei Teilnehmerinnen für die Studie ausgewählt werden, die alle EBT-Kenntnisse vorweisen können, ein unterschiedliches Maß an Berufserfahrung haben, zuverlässig und interessiert sind und alle in einem Betrieb arbeiten. Die Teilnehmerinnen wurden bei der Übermittlung des Fragebogens angewiesen, die Fragebögen innerhalb einer Woche wieder persönlich abzugeben. Es konnte eine Rücklaufquote von 100% erzielt werden. Die Fragebögen wurden zudem von jeder Teilnehmerin vollständig ausgefüllt, sodass die Ergebnisse gut miteinander verglichen werden konnten. Die Ergebnisse wurden nicht statistisch ausgewertet und dargestellt, die Darstellung erfolgte in reiner Textform. Im zweiten Schritt der Reflexion des Vorgehens wird erklärt, mit welcher Begründung Entscheidungen getroffen wurden, welche Ziele durch das Erstellen der Forschungsskizze erreicht wurden und welche nicht erreicht wurden. Ebenfalls zeigt der zweite Teil der Reflexion auf, inwiefern Änderungen bei einer wiederholten Auseinandersetzung mit der Thematik durchgeführt werden. Betrachtet man die Personenstichprobe, hätte ein weiteres Kriterium für die Auswahl sein können, dass ein männlicher Teilnehmer Teil der Stichprobe sein muss. Um dies zu erreichen, hätte man in diesem Fall auf einen anderen Betrieb zugreifen müssen, da die männlichen Therapeuten in dem Reha-Zentrum, in dem die Befragung stattfand, keine ausreichenden Kenntnisse in EBT bzw. EBP vorweisen konnten. Insgesamt wäre die Befragung eines männlichen Therapeuten jedoch sehr interessant, um die Aussagen mit denen der weiblichen Teilnehmer zu vergleichen. Bei einer weiteren Auseinandersetzung mit der Thematik wäre es deshalb wichtig, abzuwägen, ob der Vergleich zwischen den Geschlechtern oder der Vergleich von Therapeuten innerhalb eines Betriebes interessanter ist. Insgesamt sollte die Anzahl der Befragten bei einer weiteren Auseinandersetzung erweitert werden, um adäquatere Vergleiche ziehen zu können. Das Kriterium der unterschiedlichen Berufserfahrung wurde festgelegt, um das Arbeiten mit evidenzbasierter Therapie zwischen Therapeuten zu vergleichen, die ein unterschiedliches Maß an Berufserfahrung vorweisen. Hier stellt sich die Frage, ob sich das Eingliedern von evidenzbasierter Therapie erst mit mehr Berufserfahrung entwickelt oder ob dieser Prozess schon vorher stattfindet. Ebenfalls interessant ist hier das Thema Motivation. Sind Therapeuten mit wenig Berufserfahrung motivierter evidenzbasiert zu arbeiten oder ist hier kein Unterschied zu bemerken? Auch hier wäre eine größere Personenstichprobe von Vorteil. Die Übermittlung des Fragebogens erfolgte persönlich, weil explizite Personen im Vorfeld ausgewählt wurden und erfragt werden musste, ob eine Teilnahme an der Befragung möglich und vor allem gewollt ist und ob der zeitliche Rahmen eingehalten werden kann. Das Feedback der Teilnehmerinnen bei der persönlichen Rückgabe des Fragebogens war durchweg positiv. Die Teilnehmerin mit der längsten Berufserfahrung äußerte, dass die Beschäftigung mit dem Fragebogen die Motivation erhöht habe, häufiger evidenzbasiert im Berufsalltag zu arbeiten. Betrachtet man die Auswertung der Ergebnisse wäre bei einem wiederholten Auseinandersetzen mit dem Thema eine statistische Auswertung sicher interessant und vor allem bei einer größeren Personenstichprobe lohnenswert. Insgesamt konnte das Ziel der Befragung erreicht werden, die Rücklaufquote beträgt 100%, der Fragebogen wurde vollständig ausgefüllt und die Fragestellung „Inwieweit wird die evidenzbasierte Praxis von in Deutschland arbeitenden Physiotherapeuten in der Therapie genutzt?" konnte zumindest in Teilen beantwortet werden. Die Ergebnisse aus der vorher stattgefundenen Literaturrecherche decken sich mit denen der Befragung. Der Zeitfaktor ist die größte Barriere bei der Integration von evidenzbasierter Praxis in den Berufsalltag. Um die Reflexion mit dem dritten Teil zusammenfassend abzuschließen, empfiehlt sich zukunftsweisend eine größere Personenstichprobe, genauere Ein- und Ausschlusskriterien und eine statistische Auswertung der Ergebnisse. Der Aufbau des vorgegebenen Fragebogens erscheint für diese Thematik sinnvoll. Bei einer erweiterten Personenstichprobe erscheint eine Übermittlung des Fragebogens per E-Mail als logisch. Zudem wäre der Einsatz von einer Online-Umfrage empfehlenswert. Abschließend lässt sich sagen, dass die persönliche Entwicklung durch die Aufgabe der Forschungsskizze und dem Prozess der Befragung gefördert wurde.

5 Diskussion

Die Fragestellung „Inwieweit wird die evidenzbasierte Praxis von in Deutschland arbeitenden Physiotherapeuten in der Therapie genutzt?" wird in der vorliegenden Arbeit wie bereits erwähnt nur teilweise beantwortet. Auch die Hypothese, dass evidenzbasierte Therapie in Deutschland im groben Sinne durch das Anwenden von Leitlinien als Alternative zu dem Prozess der evidenzbasierten Praxis genutzt werden, muss nicht vollständig revidiert werden, jedoch kann sie auch nicht vollends ausgeführt werden. Die ausgewählte Literatur zu der Thematik Evidenzbasierte Praxis bzw. Therapie bestätigt zwar ausdrücklich, dass das Arbeiten mit EBP noch nicht flächendeckend in Deutschland im Rahmen des Berufsalltags stattfindet obwohl dies seitens des Gesetzgebers, der Krankenkassen und auch seitens akademisierter Therapeuten gefordert wird, jedoch kann die stattgefundene Umfrage diese Erkenntnis nicht ausreichend stützen. Dies liegt aber vor allem daran, dass die Personenstichprobe sehr klein gehalten wurde, was es schwer macht, adäquate Aussagen zu treffen. Kommuniziert man jedoch innerhalb oder neben dem Berufsalltag mit anderen Therapeuten, die im Bereich der Physiotherapie tätig sind, so stellt sich hierbei oft heraus, dass die meisten Therapeuten im persönlichen Umfeld nicht oder nur sehr selten evidenzbasiert arbeiten. Die Aussage meint, dass die Therapeuten nicht selbst den Prozess den evidenzbasierten Praxis, der aus fünf Schritten besteht, durchlaufen. Als Gründe für die Aussage werden der Zeitfaktor und die oft schwierige Übertragbarkeit auf den individuellen klinischen Fall genannt, die es erschweren, den Prozess zunächst zu beginnen. Die Hypothese, Therapeuten richten sich im Berufsalltag vor allem nach Leitlinien, die ebenfalls evidenzbasiert sind kann bestätigt werden, wenn man das eigene Arbeiten und die getroffenen Aussagen im Austausch mit anderen Therapeuten kombiniert. Kommuniziert man die Thematik Leitlinien mit anderen Therapeuten so wird hierzu oftmals erwähnt, dass Leitlinien regelmäßig genutzt werden, um sich z.B. ein Behandlungsschema, welches passend zu einer Diagnose und einer Personengruppe ist, anzueignen. Gerade Therapeuten mit wenig Berufserfahrung fühlen sich durch Leitlinien sicherer im Rahmen der Behandlung und im Umgang mit dem Patientenklientel.

6 Fazit & Ausblick

Was muss verändert werden, damit das Eingliedern von evidenzbasierter Praxis in den Berufsalltag in Deutschland in jedem Bundesland und in jeder therapeutischen Einrichtung funktioniert? Zunächst wären weitere, jüngere Studien für dieses Thema wünschenswert. In einem größeren Rahmen hätten Befragungen, die der in der vorliegenden Arbeit ähneln, einen großen Wert für die Therapiewissenschaft. Jedoch lassen sich auch schon aus den Ergebnissen der vorhandenen Studien wichtige Erkenntnisse ziehen. Die längst veraltete Ausbildungs- und Prüfungsverordnung für Physiotherapeuten von 1994 muss in diesem Punkt aber auch in vielen weiteren Punkten reformiert und überarbeitet werden. Durch den geringen Anteil von wissenschaftlichem Arbeiten im Rahmen der Grundausbildung ist die Verordnung nicht mehr zeitgemäß. Durch eine Überarbeitung des Curriculums und durch den Einsatz von motivierten Lehrkräften, kann auch die intrinsische Motivation von angehenden Therapeuten oder von Therapeuten mit wenig Berufserfahrung angeregt werden, sich in dem Bereich EBP weiter fortzubilden und das angeeignete Wissen in den Berufsalltag zu übertragen und anzuwenden. Hierdurch würde die Physiotherapie seitens des Gesetzgebers, der Krankenkassen aber auch seitens der restlichen medizinischen Fachkräfte mehr gerechtfertige Anerkennung erlangen. Ein weiterer wichtigen Punkt zur Verbesserung der Integration von EBP in die Praxis wäre die Aufhebung der größten Hürde, dem Zeitfaktor. Mit einer durchschnittlichen Behandlungszeit von 20-30 Minuten pro Patient ist es einem Therapeuten nicht möglich, den Prozess der evidenzbasierten Praxis anzugehen. Hier muss seitens der Politik einiges reformiert und geleistet werden. Um die Problematik des Zeitproblems jedoch vorübergehend zu umgehen, empfiehlt es sich, interne Fortbildungen, z.B. im Rahmen einer Teambesprechung, vorzunehmen. Hierbei können dann aktuelle Themen aus der evidenzbasierten Medizin und Praxis von interessierten Therapeuten aufgearbeitet und innerhalb des Teams vorgestellt werden. Auch externe Fortbildungen, die wissenschaftlich hinterlegt sind, können in Bezug auf die Eingliederung von EBP in die Praxis einen großen Einfluss bieten und dies positiv beeinflussen. Im Endeffekt jedoch liegt es an der persönlichen, intrinsischen Motivation des einzelnen Therapeuten inwieweit sich mit der Thematik EBP auseinandergesetzt wird.

Literaturverzeichnis

Ärztliches Zentrum für Qualität in der Medizin (2016). *Leitliniengrundlagen - Bewertung.* Zugriff am 13.08.2018 von https://www.leitlinien.de/leitlinien-grundlagen/leitlinienbewertung/delbi/einfuehrung

Bannigan, K., Klaber Moffett, J., Lewin, R., Metcalfe, C., Perry, S., Wisher, S. (2001). Barriers to Implementing the Evidence Base in Four NHS Therapies. *Physiotherapy Journal,* Ausgabe 87, S. 433-441. Zugriff am 15.08.2018 von https://www.physiotherapyjournal.com/article/S0031-9406(05)65462-4/abstract

Bundesministerium der Justiz und für Verbraucherschutz (1994). *Ausbildungs- und Prüfungsverordnung für Physiotherapeuten (PhysTh-APrV) Anlage 1.* Zugriff am 12.08.2018 von https://www.gesetze-im-internet.de/physth-aprv/anlage_1.html

Bundesministerium der Justiz und für Verbraucherschutz (1988). *SGB V – Gesetzliche Krankenversicherung - §135a Verpflichtung der Leistungserbringer zur Qualitätssicherung.* Zugriff am 12.08.2018 von https://www.gesetze-im-internet.de/sgb_5/__135a.html

Deutsche Rentenversicherung (2016). *Reha-Therapiestandards Hüft- und Knie-TEP.* Zugriff am 13.08.2018 von https://www.deutsche-rentenversicherung.de/Allgemein/de/Inhalt/3_Infos_fuer_Experten/01_sozialmedizin_forschung/downloads/quali_rehatherapiestandards/TEP/rts_tep_download.pdf?__blob=publicationFile&v=18

Egmond, D., Schuitemaker, R. (2011). *Extremitäten – ICF-basierte Manuelle Therapie.* München: Elsevier Urban & Fischer Verlag

Ehrenbrusthoff, K. (2012). *Das Konzept der evidenzbasierten Physiotherapie – ein Plädoyer.* Zugriff am 11.08.2018 von https://www.physio-deutschland.de/fileadmin/data/bund/events/HSK2012/REF_Praesentationen/Ehrenbrusthoff_Online-Version.pdf

Europäische Patientenakademie (2015). *Evidenzbasierte Medizin.* Zugriff am 13.08.2018 von https://www.eupati.eu/de/pharmakoepidemiologie/evidenzbasierte-medizin/

Grafe, M., Spitzer, L. (2014). Forschungsergebnisse, Patientenpräferenz und Therapeutenerfahrung integrieren. *pt_Zeitschrift für Physiotherapeuten,* Ausgabe 66, S. 26-30. Zugriff am 11.08.2018 von http://www.pflaum.de/pt/archiv/a_pt_14_01_ebt.pdf

O'Connor, S., Pettigrew, C.M. (2009). *The barriers perceived to prevent the successful implementation of evidence-based practice by speech and language therapists.* Zugriff am 15.08.2018 von https://www.ncbi.nlm.nih.gov/pubmed/19294555

Sackett, D.L. (1997). *Was ist Evidenz-basierte Medizin und was nicht?* Zugriff am 12.08.2018 von https://www.cochrane.de/de/sackett-artikel

BEI GRIN MACHT SICH IHR
WISSEN BEZAHLT

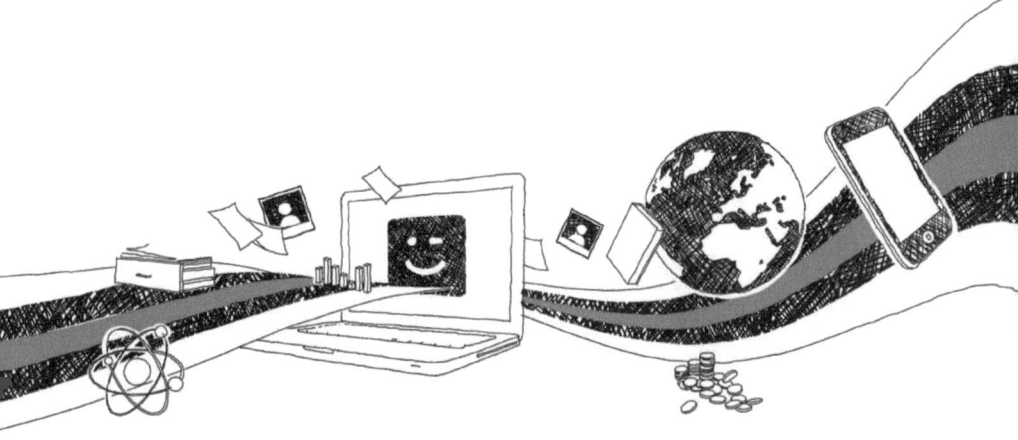

- Wir veröffentlichen Ihre Hausarbeit,
  Bachelor- und Masterarbeit

- Ihr eigenes eBook und Buch -
  weltweit in allen wichtigen Shops

- Verdienen Sie an jedem Verkauf

Jetzt bei www.GRIN.com hochladen
und kostenlos publizieren

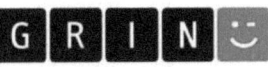